BRONCHO-PNEUMONIE

SIMULANT LA PNEUMONIE FRANCHE

AVEC

CONVULSIONS CLONIQUES ET CONTRACTURES

PAR

M. CADET DE GASSICOURT
Médecin de l'hôpital Sainte-Eugénie

ET

M. BALZER
Préparateur au laboratoire d'histologie des hôpitaux.

BRONCHO-PNEUMONIE

SIMULANT LA PNEUMONIE FRANCHE

AVEC CONVULSIONS CLONIQUES ET CONTRACTURES

Il y a des faits qui semblent destinés à tromper le clinicien et à désespérer le nosologiste ; de quelque côté qu'on les envisage, ils présentent une physionomie bizarre, et ne ressemblent à rien de ce qu'on est accoutumé de voir. Empruntant les traits de deux maladies distinctes et se rapportant tantôt à l'une, tantot à l'autre, selon le point de vue auquel on se place, ils débordent les cadres classiques, et nous montrent l'inanité de nos classifications les plus rationnelles. Telles sont les observations publiées l'année dernière dans la GAZETTE HEBDOMADAIRE, par M. Dieulafoy, dans lesquelles se fusionnaient les symptômes et l'anatomie pathologique des nephrites parenchymateuses et interstitielles; tel est le fait que nous publions aujourd'hui, dans lequel semblent s'unir la pneumonie franche et la broncho-pneumonie.

Tout le monde sait quelle distance les sépare et combien sont dissemblables toutes les particularités de leur histoire ; les plus radicaux, à l'exemple de MM. Hardy et Béhier, n'accordent qu'à la première le nom d'inflammation pulmonaire, rejetant la seconde dans les bronchites; les plus moderés, tels que MM. Barthez et Rilliet, declarent que ces deux maladies n'ont de commun que le nom. Aujourd'hui, sans doute, l'opinion de MM. Hardy et Béhier n'est plus acceptée de personne, pas même peut-être d'un de ses auteurs; mais celle de MM. Barthez et Rilliet reste vraie, et tellement vraie que les travaux anatomo-pathologiques les plus recents, dont M. le professeur Charcot semble dire, en ce moment, le dernier mot, n'ont fait que confirmer cette manière de voir.

Eh bien, l'observation que nous publions aujourd'hui, et que nous avons recueillie l'année dernière à l'hôpital Sainte-Eugénie, est en absolue contradiction avec l'idée que tous les pathologistes se font de ces deux maladies. En nous plaçant sur le terrain clinique, nous n'y pouvons voir qu'une pneumonie fibrineuse, compliquée, il est vrai, de symptômes anomaux, en raisonnant en anatomo-pathologistes, nous hésitons d'abord, puis nous décidons enfin la question en faveur de la broncho-pneumonie.

Quoi qu'il en soit, voici l'observation complète de ce cas intéressant; nous la ferons suivre de quelques réflexions plus opportunes et plus faciles à comprendre, après la narration du fait.

Aubry (Jules), âgé de 3 ans 1/2, entre le 22 décembre 1877, au nº 5 de la salle Saint-Joseph Le père et la mère sont bien portants, ainsi que deux de ses frères, le troisième louche un peu L'enfant a eu la rougeole, il y a sept mois, il y a un mois environ, il se plaignait de quelques douleurs de ventre, mais elles étaient faibles et fugaces, son appétit n'en était pas altéré, ni ses jeux interrompus

Dans la soirée du 18 décembre, il se plaint de douleurs de gorge, un médecin, consulté, prescrit un gargarisme de chlorate de potasse et un julep kermétisé. Le lendemain matin, 19 décembre, il est brusquement saisi d'un violent frisson, avec claquement de dents, bientôt suivi de fièvre et de toux. Les douleurs abdominales persistent, mais ne sont accompagnées ni de vomissements ni de diarrhée. Pas de céphalalgie appréciable

Aucun phénomène saillant ne signale les trente-six heures suivantes, si nous en croyons les renseignements donnés. Mais le 20 décembre, au soir, des convulsions se manifestent et se renouvellent quatre fois, avec des intervalles qu'il nous est impossible de préciser Le 21, une seule attaque convulsive, à laquelle se joint un violent délire de parole et d'actions.

L'enfant entre à l'hôpital, le 22 décembre, après la consultation. Dans la journée, on observe des convulsions fréquentes, qui revêtent le caractère tonique, dans les muscles de la nuque et de la région dorsale, la tête est renversée en arrière, le tronc raide et l'on ne peut asseoir l'enfant qu'avec difficulté En même temps, à diverses reprises, les membres supérieurs sont agités de secousses légères. — Le soir, la température est à 40° La nuit se passe sans délire, mais dans une grande agitation, et avec les mêmes accidents convulsifs

Le 23 décembre au matin, quatrième jour de la maladie, nous trouvons l'enfant dans l'état suivant la langue est d'un blanc sale, couverte d'un enduit épais, excepté à la pointe, qui est rouge La respiration est rapide (64), la dyspnée très-marquée, avec battements des ailes du nez ; pas de tirage. La toux est fréquente, mais l'expectoration nulle (l'enfant a 3 ans 1/2); la pression exercee en divers points provoque une douleur très-vive à droite, au-dessous du mamelon La percussion donne une matité presque absolue dans la moitié inférieure droite, en arrière, se prolongeant dans la ligne axillaire, les vibrations thoraciques sont très-nettement conservees. Un souffle tubaire avec bronchophonie s'entend dans toute la hauteur de la matité, en arriere et en dehors, il est mêlé de râles crépitants. La température est à 40°,4, le pouls régulier, 144.

Un vésicatoire est appliqué au niveau de la pneumonie, et on prescrit une potion contenant 50 centigrammes de teinture de digitale.

La journée se passe au milieu d'une agitation extrême, la raideur de la nuque et du tronc persiste et s'accentue, la dyspnée est toujours aussi grande, et les signes stéthoscopiques ne varient pas dans la soirée. Température 41°,2.

Après une nuit aussi agitée que le jour, nous trouvons, le lendemain matin, un grand changement · la raideur tétanique de la nuque et du tronc a disparu completement, il ne reste plus qu'un tremblement léger des extremités supérieures Mais la respiration est toujours très-dyspnéique (56), le pouls à 160 et la temperature à 40°,2. Matité absolue dans toute la moitié inférieure droite, en arrière, avec souffle tubaire, mêlé de râles sous-crépitants humides, assez fins et nombreux ; les signes de percussion et d'auscultation se prolongent dans la ligne axillaire. En avant, la sonorité est normale, et la respiration assez pure

Mais, vers deux heures de l'après-midi, la scène change encore Les convulsions, qui ne s'étaient pas reproduites, réapparaissent brusquement, toujours avec le même caractere de raideur tétanique à la nuque et au tronc ; elles s'accompagnent de spasme laryngien et de symptômes asphyxiques avec cyanose de la face et des extremités. L'enfant semble près de succomber, et cet état violent se prolonge pendant dix minutes, puis, le spasme laryngien cesse aussi brusquement qu'il était apparu, l'asphyxie et la cyanose disparaissent avec lui. Mais, la raideur de la nuque et du tronc augmentent encore, cette raideur gagne les lombes; le soir, il est impossible d'asseoir le malade, qui ne peut être soulevé que tout d'une pièce La dyspnée est toujours extrême l'affaissement se prononce de plus en plus, la temperature atteint 41°,8. Tous ces symptômes s'accentuent encore dans la soirée et dans la nuit, la respiration s'embarrasse, l'asphyxie se prononce de nouveau, mais sans spasme laryngien, et l'enfant meurt le 25 décembre à une heure du matin.

Nous n'avons pas besoin de dire que le diagnostic porté etait celui de pneumonie fibrineuse, de pneumonie franche. Le doute, et c'était le seul qui nous parût permis, n'existait que dans la presence ou l'absence d'une meningite concomitante. Le point etait délicat et difficile, impossible même à décider absolument. Pourtant, connaissant l'extrême rareté des pneumonies compliquées de méningite, et nous rappelant les faits de pneumonies anomales cités dans l'ouvrage de MM. Barthez et Rilliet sous le nom de *pneumonies cérébrales*, nous étions fort tentés d'en rapprocher cette observation. Elle en différait, sans doute, par quelques points, et ne pouvait être assimilée ni à la *forme méningée* de ces auteurs, qui est caractérisée par le coma, ni à la *forme éclamptique*, dont le nom seul indique le trait dominant. A y regarder de près, cependant, c'est avec celle-ci que la ressemblance était la plus grande. Quoi qu'il ait été dit dans une récente discussion académique, s'il ne peut y avoir assimilation entre le tétanos et l'éclampsie, c'est-à-dire entre deux maladies distinctes, des liens plus ou moins étroits rapprochent parfois les diverses formes convulsives. De même que, dans la méningite tuberculeuse, la convulsion clonique succède à la contracture, pour lui faire place quelques instants plus tard, de même ici nous avions eu successivement ou en même temps des convulsions cloniques et toniques, les unes ouvrant la scène et se localisant ensuite dans les extrémités supérieures, les autres apparaissant plus tard dans les muscles de la nuque et du tronc, et s'accentuant chaque jour jusqu'à la terminaison fatale.

Aussi, pensions-nous pouvoir faire de ce cas une variété de la forme éclamptique de Barthez et Rilliet, variété qui n'aurait pas mérité une étiquette spéciale, mais dans laquelle la contracture aurait pris le pas sur l'éclampsie. Cette manière de voir paraissait d'autant plus rationnelle, que Barthez et Rilliet avaient particulièrement noté la gravité exceptionnelle de la *pneumonie cérébrale à forme éclamptique*, à laquelle il vaudrait mieux peut-être donner le nom plus compréhensif de *forme convulsive*

Il s'agissait maintenant de savoir ce que nous dirait l'anatomie pathologique. Eh bien ! sur le premier point, sur le seul qui nous parût discutable, l'autopsie nous a donné pleinement raison : il n'y avait pas trace de méningite. Mais la difficulté commençait là où nous ne la soupçonnions même pas, dans le poumon lui-même. Le lecteur en jugera :

A l'autopsie, le lobe inférieur du poumon droit est envahi par une pneumonie qui paraît arrivée à la période d'hépatisation grise . celle-ci a envahi tout le lobe, à l'exception de sa partie supérieure, qui est seulement congestionnée, et de la partie inférieure, qui présente plutôt les caractères de l'hépatisation rouge. Les lobes supérieurs et moyens ne présentent que de la congestion et de l'emphysème, marqués surtout au lobe moyen.

Le lobe inférieur gauche, très-fortement congestionné, montre sur la coupe trois îlots de pneumonie rosée, deux au centre et un tout à fait à la base. Les bronches sont béantes et la pression fait sourdre une grande quantité de pus. Le lobe supérieur est seulement congestionné et emphysémateux.

Les ganglions bronchiques sont congestionnés, mais peu augmentés de volume.

On ne trouve *aucune lésion* ni du côté de la moelle, ni du côté du cerveau, dont les enveloppes présentent également leur *aspect normal.*

Les organes contenus dans la cavité abdominale sont sains.

Les differentes parties du poumon ont été examinées après durcissement dans l'alcool, la gomme et l'alcool, et coloration des coupes par le picro-carminate d'ammoniaque.

Nous faisons d'abord l'analyse des noyaux disséminés qui siégeaient dans le lobe inferieur gauche. En examinant les coupes à un faible grossissement, on est tout d'abord frappé de la position qu'occupent dans le lobule les nodules peribronchiques ils n'entourent point les bronches d'un certain volume, les bronches lobulaires, on les voit seulement autour des bronches acineuses les plus petites. Ces nodules sont compactes, volumineux, présentant une structure uniforme, dans laquelle dominent les leucocytes englobes dans un fin réticulum fibrineux. A un faible grossissement, ces nodules presenteraient, en somme, assez bien l'aspect de tubercules; mais leur centre ne montre pas de tendance à la caséification et se colore par le picro carminate, aussi bien que la peripherie. Nulle part, on ne trouve de cellules géantes, enfin, la zone embryonnaire perituberculeuse manque et le nodule se trouve en contact avec les alveoles atteints de splénisation. Le contenu de ceux-ci paraît surtout constitué par des leucocytes, moins abondants que dans les nodules, et remplissant incompletement la cavité alvéolaire dont la paroi renferme des vaisseaux très-congestionnés. Les portions splenisees des lobules sont, d'ailleurs, peu étendues, à cause du volume des nodules péribronchiques, qui sont presque confluents.

Le tissu conjonctif qui entoure les vaisseaux et les bronches et qui forme les travees périacineuses et périlobulaires est infiltré de fibrine et de globules blancs, et renferme des vaisseaux lymphatiques dilatés et remplis de mêmes éléments.

Comme on le voit, le poumon gauche offre nettement les lésions caractéristiques de la broncho-pneumonie, et leur interprétation ne peut laisser place au doute L'examen du poumon droit est entouré de difficultés plus grandes . au premier abord, les coupes présentent un aspect qui se rapproche beaucoup plus de la pneumonie lobaire que de la broncho-pneumonie. Les alvéoles sont partout remplies de fibrine et de globules blancs d'une manière à peu près uniforme dans toute l'étendue du lobule, et il n'est pas facile de saisir une concentration des lésions inflammatoires autour des bronches. Celles-ci sont cependant altérees d'une manière profonde . leurs vaisseaux sont extrêmement dilatés et toutes leurs couches sont infiltrées de leucocytes L'artère pulmonaire présente aussi un épaississement considérable de sa paroi, et sa couche adventive renferme des leucocytes et des réseaux fibrineux abondants qui dissocient les faisceaux de tissu conjonctif. L'inflammation des lymphatiques perivasculaires et peribronchiques se présente aussi avec une intensité remarquable, il en est de même dans les travées conjonctives périlobulaires. Dans ces differents points, on voit les vaisseaux lymphatiques apparaître sous la forme de longs boyaux irrégulièrement fusiformes, remplis de fibrine et de leucocytes, et situés au milieu d'un tissu conjonctif infiltré des mêmes éléments. Dans le voisinage des vaisseaux, il n'est pas rare de voir les gaînes lymphatiques renfermer aussi un assez grand nombre de globules rouges.

Les parois des alvéoles sont épaissies par l'infiltration des leucocytes; le contenu, avons-nous dit, est constitué par de la fibrine englobant de nombreux leucocytes. Mais, les éléments paraissent agglomérés de façon à former des blocs compacts, comme si la fibrine s'était rétractée. Cet état de concentration des éléments est uniforme dans toutes les coupes, excepté autour de certaines bronches lobulaires, et même, autour de quelques bronches encore munies de cartilages. Il y a là, autour de ces bronches volumineuses, une ceinture d'alvéoles où les produits inflammatoires, plus compactes encore, se colorent très-fortement par le carmin et constituent un petit nodule péribronchique, mais il est à remarquer que cette ceinture se borne aux alvéoles qui sont immédiatement en contact avec la bronche; la seconde rangée présente l'aspect uniforme que nous avons décrit. Telles sont les apparences que nous retrouvons sur la plupart des coupes, et qui, en exceptant les lésions bronchiques, remarquables par leur intensité, sont celles que l'on peut rencontrer dans une pneumonie franche. Mais ces apparences sont expliquées par d'autres coupes *faites en d'autres points des mêmes lobules*, plus rapprochés de la plèvre, et qui démontre qu'elles ne sont dues qu'à la confluence des nodules péribronchiques devenus assez volumineux pour se confondre et faire disparaître les zones de splenisation On voit, en effet, celles-ci reparaître entre les nodules péribronchiques qui sont, de nouveau, plus ou moins nettement isolés dans le lobule Mais, de même que dans les noyaux de broncho-pneumonie situés dans le poumon gauche, ces nodules se sont developpés autour des bronches acineuses les plus fines, et il n'est pas étonnant que cette inflammation ait pu envahir ainsi, en quelques points, la plus grande partie d'un certain nombre de lobules, de maniere à donner à ceux-ci l'aspect uniforme décrit plus haut.

En résumé, trois points importants sont à relever dans l'examen microscopique du poumon droit. 1° la pneumonie lobulaire s'est développée primitivement autour des bronches capillaires acineuses, 2° elle a pu, en certains points du lobule, prendre une extension assez considérable pour amener la confluence des nodules inflammatoires péribronchiques et faire disparaître les parties splénisées; 3° en quelques points, on voit aussi se produire une inflammation alvéolaire péribronchique autour des bronches lobulaires, et même autour des bronches munies de cartilages.

Tels sont les résultats donnés par l'examen anatomique des poumons malades. Sont-ils concluants? A cet égard, il importe de distinguer les lésions du poumon gauche et celles du poumon droit. Pour les premières, le doute n'est pas permis; ce sont incontestablement des lesions de broncho-pneumonie disséminées. Mais pour les secondes, il n'en est plus de même; non-seulement l'examen macroscopique fait croire a une pneumonie franche arrivee à la periode d'hépatisation grise, mais encore le microscope semble tout d'abord confirmer cette interpretation; les alveoles sont partout remplis de fibrine et de globules blancs, les parois des alvéoles sont épaissies par l'infiltration des leucocytes, etc ; en un mot, ces lesions sont celles qu'on peut rencontrer dans la pneumonie franche. Il est vrai que ces lesions alvéolaires se compliquent de lésions bronchiques d'un caractere tout different, avec dilatation très-grande des vaisseaux bronchiques et infiltration de leucocytes dans leurs parois. Mais enfin, le caractere general de la lesion pulmonaire est bien plutôt celui de la pneumonie lobaire que de la broncho pneumonie Aussi la première conclusion à laquelle nous etions arrives, etait que nous avions eu affaire à ces cas mixtes, déja signales par Rilliet et Barthez, dans lesquels se trouve un melange des deux formes de pneumonie. la broncho-pneumonie existait a gauche et la pneumonie franche à droite.

Cette solution, assez satisfaisante, n'etait pourtant pas exempte d'anomalies D'abord, au point de vue clinique, la forme convulsive avec contractures etait tout à fait exceptionnelle; ensuite, au point de vue anatomo-pathologique, le melange des deux formes de pneumonie, et la rapidite d'evolution de la pneumonie franche, arrivee en cinq jours a la periode d'hepatisation grise, n'etaient pas moins rares.

De plus, si les premières coupes faites en pleine hépatisation donnent pour reponse : pneumonie franche, d'autres coupes faites en d'autres points des mêmes lobules repondent broncho-pneumonie; elles montrent que ces apparences de pneumonie lobaire sont dues a la confluence des nodules peribronchiques, devenus assez volumineux pour se confondre et faire disparaître les zones de splenisation. L'inflammation lobulaire paraît être surtout developpee dans le domaine des bronches acineuses, et ce serait sans doute par son extension rapide aux diverses parties d'un grand nombre de lobules qu'il faudrait expliquer les allures rapides et anormales de la maladie.

Nous voilà donc ramenés au dilemme que nous signalions au début : Ou il nous faut admettre, de par l'anatomie pathologique, qu'une broncho-pneumonie peut se comporter cliniquement comme une pneumonie franche, ou il nous faut convenir, de par la clinique, qu'une pneumonie franche peut avoir, anatomiquement, les mêmes lésions qu'une broncho-pneumonie. L'hésitation est certes permise

Dans un passage de sa remarquable thèse inaugurale, M. Damaschino rapporte une observation dans laquelle il trouva chez un enfant mort d'une affection pulmonaire, suite de coqueluche, les lésions caractéristiques d'une pneumonie fibrineuse, et il conclut à une broncho-pneumonie, malgré l'anatomie pathologique. Il se fonda, pour soutenir cette opinion, sur ce que la maladie était secondaire, et que la pneumonie franche est une maladie primitive. Cette opinion est contestable, car, dans l'observation de M. Damaschino, la maladie avait suivi la marche rapide des pneumonies franches. Le seul caractère spécial était son apparition dans le cours d'une coqueluche ; et pourtant, à ce caractère unique, M. Damaschino n'hésite pas à attacher une valeur nosologique de premier ordre.

Mais, ici, quelle différence ! et comme tous les symptômes viennent se grouper en faisceau dans une lumineuse évidence ! La maladie est primitive ; c'est au milieu d'une santé parfaite que l'enfant est pris de fièvre, de violent frisson et de toux, probablement aussi de point de côte et de dyspnée ; ces deux derniers symptômes étaient, du reste, observés dès l'entrée du malade à l'hôpital. Or, jamais une broncho-pneumonie ne débute ainsi, et toujours une pneumonie fibrineuse débute ainsi 36 heures plus tard, apparaissent les convulsions, plus rares qu'on ne le croit dans la pneumonie franche, mais dont nous n'avons jamais vu d'exemple au début de la broncho-pneumonie, bien qu'elles aient été observées par Rilliet et Barthez. Puis, dès le troisième jour, à coup sûr, et très-probablement beaucoup plus tôt, la matité et le souffle tubaire occupent la moitié inférieure de la poitrine En même temps, la température est à 40° et au-dessus, enfin la durée totale de la maladie est de 5 jours Quant aux lésions, elles sont si voisines de celles de la pneumonie franche, les alvéoles sont tellement remplis de fibres, que l'œil nu s'y trompe tout à fait et que l'œil armé du microscope s'y trompe presque.

Eh bien, en face de cet ensemble, il nous est impossible, à nous cliniciens, de ne pas affirmer une pneumonie franche, seulement, et c'est là que l'insuffisance, l'étroitesse de nos cadres nosologiques se fait brutalement sentir, les lésions sont incontestablement celles de la broncho-pneumonie. Il nous faut donc admettre que nous avons là affaire à un cas singulier, difficilement explicable dans l'etat actuel de nos connaissances, dans lequel se trouvent unis les symptômes de la pneumonie franche et l'anatomie pathologique de la broncho-pneumonie; tout ce que nous a donné la clinique appartient à l'une, tout ce que nous a révélé le microscope appartient à l'autre On dirait, qu'on nous passe l'expression, une broncho-pneumonie déguisée en pneumonie fibrineuse.

Quand on voit, chez les enfants, toutes les pneumonies franches guérir presque invariablement, quand on cherche, sans la pouvoir trouver, une anatomie pathologique complete faite depuis l'intervention du microscope, excepté chez les sujets de moins de 2 ans, on se demande si, dans certains cas de mort cités par les auteurs, les lésions n'ont pas eté celles que nous trouvons ici. Certes, il convient d'être très-réservé en pareille matiere. L'étude d'un fait isolé, quelque attentive qu'elle ait pu être, ne suffit pas à édifier une théorie, tout au plus pourrait-elle servir de point de départ à une hypothèse. Mais il n'est pas moins remarquable de voir que cette pneumonie, si bizarre dans ses allures, si foudroyante dans sa marche, si brusque dans son dénouement fatal, n'est pas moins singulière dans ses lésions. Elle donne l'idée d'une maladie hybride, qui emprunte à la pneumonie franche sa rapidité d'évolution, à la broncho-pneumonie sa léthalité, en exagérant l'une et l'autre.

Paris — Imprimerie Cusset et Cᵉ, rue Montmartre, 123

www.ingramcontent.com/pod-product-compliance
Lightning Source LLC
LaVergne TN
LVHW010824150926
848035LV00047BA/1310